FRIGGITRICE AD ARIA CUCINARE CON UN OCCHIO ALLA SALUTE

Il nuovo medodo per friggere senza olio con
Air Fryer

Alexander Cookwell

FRIGGITRICE AD ARIA
CUCINARE CON UN
OCCHIO ALLA SALUTE

Copyright ©2024 Alexander Cookwell
Tutti i diritti riservati.

Le informazioni presentate all'interno del libro sono fornite esclusivamente a scopo informativo generale. Nonostante l'autore e l'editore abbiano fatto ogni sforzo per garantire l'accuratezza e la completezza del contenuto, è fondamentale comprendere che queste informazioni non devono essere considerate come consigli medici né come sostituti di consulenze mediche professionali, diagnosi o trattamenti. Si consiglia vivamente ai lettori di consultare un professionista sanitario qualificato prima di apportare modifiche significative alla propria dieta, stile di vita o pratiche di salute. Questo vale soprattutto se si è affetti da condizioni mediche preesistenti, se si è in stato di gravidanza o allattamento, o se si stanno assumendo farmaci. L'autore e l'editore declinano ogni responsabilità per eventuali effetti negativi, conseguenze o danni derivanti dall'uso delle informazioni contenute nel libro. Le strategie e le raccomandazioni fornite potrebbero non essere adatte a tutte le persone, e i risultati individuali possono variare. È essenziale affrontare qualsiasi cambiamento nella dieta o nello stile di vita con prudenza e sotto la supervisione di un professionista sanitario qualificato. Va tenuto presente che il contenuto del libro si basa su ricerche e esperienze dell'autore fino alla data di pubblicazione. Poiché il campo della scienza della nutrizione e della salute è in costante evoluzione, si incoraggia vivamente i lettori a rimanere informati sulle ultime ricerche e a consultare gli operatori sanitari per prendere decisioni informate sulla propria salute e benessere. Leggendo il libro, l'utente riconosce e accetta l'esclusione di responsabilità sopra citata e assume la piena responsabilità delle proprie scelte e azioni in materia di salute.

SOMMARIO

Introduzione 7

Capitolo 1: Fondamenti della Friggitrice ad Aria 14

Capitolo 2: Utilizzi Creativi della Friggitrice ad Aria 29

Capitolo 3: Innovazioni Culinare con la Friggitrice ad Aria 41

Capitolo 4: Consigli Pratici per l'Utilizzo della Friggitrice ad Aria..55

Capitolo 5: Approfondimenti sulla Salute e Nutrizione ...67

Capitolo 6: Trucchi e Suggerimenti per Massimizzare i Risultati 79

Conclusione..89

Introduzione

La rivoluzione della friggitrice ad aria

È fondamentale comprendere la portata della rivoluzione che la friggitrice ad aria ha apportato nel mondo della cucina domestica.

Con l'avvento della friggitrice ad aria, abbiamo assistito a una vera e propria trasformazione nella preparazione dei cibi. Tradizionalmente, friggere è stata una tecnica di cottura ampiamente utilizzata, ma spesso associata a un aumento di grassi e calorie nell'alimentazione. Tuttavia, con l'introduzione della friggitrice ad aria, questo paradigma è stato ribaltato.

La friggitrice ad aria offre la possibilità di friggere i cibi utilizzando una quantità minima di olio o addirittura senza olio, grazie alla sua capacità di generare calore attraverso un flusso d'aria intenso e concentrato. Questo processo di cottura consente di ottenere cibi croccanti e dorati all'esterno, mantenendo al contempo la morbidezza e il succo all'interno, simile al risultato ottenuto con la frittura tradizionale, ma con un ridotto contenuto di grassi e calorie.

Questa innovativa tecnologia ha reso possibile la preparazione di una vasta gamma di piatti, dal classico pollo fritto alle patatine croccanti, alle verdure grigliate e persino dolci gustosi, senza compromettere il gusto o la consistenza dei cibi.

Oltre ai benefici evidenti per la salute, la friggitrice ad aria ha anche introdotto un nuovo livello di convenienza e versatilità nella cucina domestica. La sua capacità di cuocere rapidamente e in modo uniforme una varietà di alimenti la rende uno strumento indispensabile per chiunque desideri preparare pasti gustosi in poco tempo e con poco sforzo.

Ma la rivoluzione della friggitrice ad aria non si ferma qui. Oltre alla sua efficacia in cucina, la sua popolarità è cresciuta anche grazie alla sua eco-sostenibilità. Riducendo l'uso di olio e minimizzando gli sprechi di energia, la friggitrice ad aria si è guadagnata la reputazione di essere una scelta più ecologica rispetto ai metodi tradizionali di frittura.

In questo libro, esploreremo in dettaglio il funzionamento della friggitrice ad aria, i suoi molteplici vantaggi per la salute e la nutrizione, e forniremo una serie di ricette e suggerimenti pratici per sfruttare al massimo questo strumento in cucina. Sarà un viaggio attraverso la cucina sana e gustosa, dove la friggitrice ad aria sarà la nostra alleata principale.

Benefici per la salute della cucina con friggitrice ad aria

La transizione verso una cucina con friggitrice ad aria porta con sé una serie di benefici significativi per la salute, che vanno ben oltre il semplice gusto e la consistenza dei cibi preparati. Esaminiamo quindi i molteplici vantaggi che questa innovativa tecnologia offre dal punto di vista della salute e della nutrizione.

Innanzitutto, uno dei benefici più evidenti è la riduzione del contenuto di grassi nei cibi fritti. Mentre la frittura tradizionale richiede un'immersione completa degli alimenti nell'olio caldo, che può essere ricco di grassi saturi e calorie vuote, la friggitrice ad aria richiede solo una piccola quantità di olio o addirittura nessuno, a seconda della ricetta. Questo significa che i cibi preparati con la friggitrice ad aria hanno un contenuto di grassi significativamente inferiore rispetto alle loro controparti fritte tradizionalmente, rendendoli una scelta più salutare per chi cerca di ridurre l'assunzione di grassi saturi e calorie.

Inoltre, la friggitrice ad aria offre la possibilità di evitare l'uso di grassi idrogenati e oli raffinati spesso presenti nei cibi fritti industriali, che sono associati a un aumento del rischio di malattie cardiache, obesità e altri problemi di salute. Questo fa sì che la cucina con friggitrice ad aria sia particolarmente vantaggiosa per coloro che sono attenti alla qualità e alla composizione dei grassi nella loro dieta.

Oltre alla riduzione dei grassi, la friggitrice ad aria offre anche un modo più sano di cucinare grazie alla sua capacità di mantenere intatte le proprietà nutritive degli alimenti. Poiché il cibo viene cotto attraverso una combinazione di calore secco e circolazione d'aria, invece di essere immerso nell'olio bollente, si riduce la perdita di vitamine, minerali e altri nutrienti idrosolubili che possono avvenire durante la frittura tradizionale. Ciò significa che è possibile godere dei benefici per la salute degli alimenti senza compromettere il loro valore nutrizionale.

Inoltre, la friggitrice ad aria è un'opzione più sicura rispetto alla frittura tradizionale, poiché elimina il rischio di schizzi di olio bollente e incendi causati da un surriscaldamento dell'olio. Questo la rende una scelta ideale per coloro che sono preoccupati per la sicurezza in cucina, specialmente quando si cucina con bambini o anziani presenti.

Infine, la friggitrice ad aria offre anche una maggiore versatilità nella preparazione dei cibi, consentendo di sperimentare con una varietà di ricette e ingredienti in modo più sano e creativo. Ciò apre la porta a un'ampia gamma di opzioni culinarie che soddisfano i gusti e le esigenze dietetiche di ogni individuo, senza compromettere la salute o il gusto.

La cucina con friggitrice ad aria offre una serie di vantaggi significativi per la salute, tra cui una riduzione del contenuto di grassi, la preservazione delle proprietà nutritive degli alimenti, la sicurezza in cucina e una maggiore versatilità nella preparazione dei cibi. Questi benefici combinati rendono la friggitrice ad aria una scelta ideale per coloro che cercano di adottare abitudini alimentari più sane, senza rinunciare al gusto o alla soddisfazione culinaria.

Capitolo 1: Fondamenti della Friggitrice ad Aria

Cos'è una friggitrice ad aria

Una friggitrice ad aria, conosciuta anche come friggitrice senza olio o air fryer, rappresenta una delle più innovative e rivoluzionarie apparecchiature per la cucina degli ultimi anni. Ma cosa la rende così speciale e diversa rispetto alle friggitrici tradizionali?

Innanzitutto, comprendere il concetto di una friggitrice ad aria richiede una visione d'insieme del suo funzionamento. Contrariamente alle friggitrici convenzionali che utilizzano grandi quantità di olio bollente per immergere gli alimenti durante la cottura, una friggitrice ad aria sfrutta una tecnologia avanzata che permette di ottenere lo stesso risultato croccante e dorato senza l'eccesso di grassi.

Ma come funziona esattamente? La friggitrice ad aria utilizza un sistema di circolazione d'aria calda ad alta velocità per cuocere gli alimenti. Una resistenza elettrica riscalda l'aria all'interno dell'apparecchio, che poi viene fatta circolare intorno agli alimenti tramite un ventilatore. Questo flusso d'aria calda e intensa crea una reazione di Maillard sulla superficie degli alimenti, producendo quel caratteristico effetto dorato e croccante che amiamo tanto nei cibi fritti.

Ma il vero punto di forza della friggitrice ad aria è la sua capacità di raggiungere temperature elevate in tempi molto brevi, rendendola estremamente efficiente e veloce nella preparazione dei cibi. Ciò significa che è possibile cuocere alimenti come patatine, ali di pollo, verdure e persino dolci in pochi minuti, risparmiando tempo prezioso in cucina senza compromettere il risultato finale.

Oltre alla sua efficienza e velocità, la friggitrice ad aria offre anche una serie di altri vantaggi pratici. Innanzitutto, la sua dimensione compatta la rende adatta a qualsiasi cucina, anche quelle più piccole o prive di spazio. Inoltre, la maggior parte dei modelli disponibili sul mercato sono dotati di una serie di impostazioni predefinite e funzioni programmabili, che consentono di personalizzare la cottura in base alle proprie preferenze e necessità.

Ma forse il vantaggio più significativo della friggitrice ad aria è il suo impatto sulla salute. Utilizzando solo una piccola quantità di olio o addirittura nessun olio durante la cottura, si riduce notevolmente il contenuto di grassi e calorie dei cibi preparati. Questo la rende una scelta ideale per coloro che cercano di adottare abitudini alimentari più sane, senza rinunciare al gusto o alla soddisfazione culinaria.

Una friggitrice ad aria rappresenta una soluzione innovativa e conveniente per la preparazione di cibi croccanti e gustosi con un ridotto contenuto di grassi e calorie. Grazie alla sua tecnologia avanzata e alla sua versatilità in cucina, è diventata un alleato indispensabile per chiunque desideri godere dei piaceri della cucina fritta in modo più sano e pratico.

Come funziona una friggitrice ad aria

La friggitrice ad aria è una macchina da cucina innovativa che utilizza un processo di cottura ad aria calda ad alta velocità per creare cibi croccanti e deliziosi senza l'uso eccessivo di olio. Per comprendere appieno come funziona, è importante esaminare i suoi principi di base e il processo di cottura che essa impiega.

Il cuore della friggitrice ad aria è il suo sistema di riscaldamento e ventilazione. All'interno dell'apparecchio, una resistenza elettrica riscalda rapidamente l'aria circostante. Questa aria calda viene poi fatta circolare intorno agli alimenti da un ventilatore potente, distribuendo il calore in modo uniforme su tutta la superficie degli alimenti.

Quando gli alimenti vengono posizionati all'interno della friggitrice ad aria, l'aria calda inizia a cuocerli da tutte le direzioni contemporaneamente. Questo processo produce una reazione chimica nota come reazione di Maillard sulla superficie degli alimenti, che è responsabile della creazione del caratteristico sapore e colore dorato associato alla frittura.

Durante la cottura, il flusso d'aria calda asciuga delicatamente la superficie degli alimenti, creando una crosta croccante e dorata. Nel frattempo, l'interno degli alimenti rimane morbido e succoso, grazie alla breve durata della cottura e alla sua capacità di mantenere l'umidità interna.

Un altro aspetto importante del funzionamento della friggitrice ad aria è la sua capacità di raggiungere temperature elevate in tempi molto brevi. Grazie alla potente resistenza elettrica e al sistema di ventilazione efficace, la friggitrice ad aria può raggiungere temperature di cottura fino a 200-220°C in pochi minuti, garantendo risultati rapidi e uniformi.

Un ulteriore vantaggio della friggitrice ad aria è la sua versatilità. Oltre alla frittura, molte friggitrici ad aria sono dotate di diverse impostazioni e funzioni che consentono di cuocere una vasta gamma di alimenti, tra cui grigliate, arrosti, cuocere al vapore e persino cuocere al forno. Questo la rende uno strumento indispensabile in cucina, adatto per preparare una varietà di piatti gustosi e salutari.

Inoltre, molte friggitrici ad aria sono progettate con facilità d'uso in mente. Sono dotate di pannelli di controllo intuitivi e impostazioni preimpostate per una cottura senza sforzo. Alcuni modelli includono anche funzioni di programmazione e spegnimento automatico per una maggiore comodità e tranquillità durante la cottura.

La friggitrice ad aria è una macchina da cucina innovativa che utilizza un processo di cottura ad aria calda ad alta velocità per creare cibi croccanti e deliziosi con un ridotto contenuto di grassi e calorie. Grazie alla sua tecnologia avanzata e alla sua versatilità in cucina, è diventata uno strumento indispensabile per chiunque desideri godere dei piaceri della cucina fritta in modo più sano e pratico.

Vantaggi della friggitrice ad aria

La friggitrice ad aria, conosciuta anche come friggitrice senza olio, offre una serie di vantaggi che la rendono un'opzione attraente per chiunque desideri preparare cibi gustosi e croccanti in modo più sano e pratico. Vediamo i principali vantaggi di questo innovativo elettrodomestico:

1. Riduzione del contenuto di grassi: Uno dei principali vantaggi della friggitrice ad aria è la capacità di cuocere cibi croccanti e dorati utilizzando una quantità molto ridotta di olio o addirittura nessun olio. Rispetto alla frittura tradizionale, che richiede l'immersione completa degli alimenti nell'olio bollente, la friggitrice ad aria consente di ridurre notevolmente il contenuto di grassi nei cibi preparati, rendendoli una scelta più salutare per chi cerca di ridurre l'assunzione di grassi saturi e calorie.
2. Mantenimento del sapore e della consistenza: Nonostante la riduzione del grasso, la friggitrice ad aria è in grado di produrre cibi con lo stesso gusto e la stessa consistenza dei cibi fritti tradizionalmente. Grazie alla sua capacità di cuocere gli alimenti in modo uniforme e di creare una crosta croccante sulla superficie, la friggitrice ad aria offre un'esperienza gustativa soddisfacente senza compromettere la qualità del cibo.

3. Velocità di cottura: La friggitrice ad aria è in grado di raggiungere temperature elevate in tempi molto brevi, consentendo di cuocere gli alimenti più rapidamente rispetto ai metodi di cottura tradizionali. Ciò significa che è possibile preparare pasti gustosi e croccanti in pochi minuti, risparmiando tempo prezioso in cucina e rendendo la friggitrice ad aria una scelta ideale per coloro che conducono uno stile di vita frenetico.

4. Versatilità: Oltre alla frittura, molte friggitrici ad aria sono dotate di diverse impostazioni e funzioni che consentono di cuocere una vasta gamma di alimenti, tra cui grigliate, arrosti, cuocere al vapore e persino cuocere al forno. Questa versatilità la rende uno strumento indispensabile in cucina, adatto per preparare una varietà di piatti gustosi e salutari.

5. Facilità d'uso e manutenzione: La maggior parte delle friggitrici ad aria sono progettate con facilità d'uso in mente, con pannelli di controllo intuitivi e impostazioni

preimpostate per una cottura senza sforzo. Inoltre, molte friggitrici ad aria sono dotate di cestelli estraibili e parti lavabili in lavastoviglie, rendendo la pulizia e la manutenzione dell'apparecchio semplici e convenienti.

6. Sicurezza: Utilizzando aria calda anziché olio bollente per cuocere gli alimenti, la friggitrice ad aria elimina il rischio di schizzi di olio e ustioni associate alla frittura tradizionale, rendendola una scelta più sicura per la cucina domestica.

La friggitrice ad aria offre una serie di vantaggi significativi, tra cui la riduzione del contenuto di grassi, il mantenimento del sapore e della consistenza, la velocità di cottura, la versatilità, la facilità d'uso e manutenzione e la sicurezza. Questi benefici combinati la rendono un'opzione attraente per coloro che cercano di adottare abitudini alimentari più sane senza rinunciare al gusto o alla soddisfazione culinaria.

Consigli per l'acquisto della friggitrice ad aria

Quando ci si imbatte nell'acquisto di una friggitrice ad aria, è come navigare in un mare di opzioni, ognuna con le proprie caratteristiche e vantaggi. Ecco alcuni suggerimenti utili da tenere a mente mentre cerchi la friggitrice ad aria perfetta per le tue esigenze.

Innanzitutto, prendi in considerazione le dimensioni e la capacità della friggitrice ad aria. Questo è cruciale, poiché determinerà non solo quanta pietanza puoi cucinare in una sola volta, ma anche quanto spazio occuperà in cucina. Se hai una famiglia numerosa o ami preparare pasti per gli amici, potresti volere una friggitrice ad aria con una capacità maggiore. Al contrario, se vivi da solo o hai una cucina piccola, potresti preferire un modello più compatto e facilmente riponibile.

Un altro fattore da considerare è la potenza e la temperatura massima raggiungibile dalla friggitrice ad aria. Una potenza maggiore può significare una cottura più rapida e uniforme, mentre una temperatura massima più alta può essere utile per ottenere una crosta più croccante su alcuni cibi. Tuttavia, non è sempre necessario optare per il modello più potente. Dipende da quanto spesso e quanto intendi utilizzare la friggitrice ad aria e da quali cibi desideri preparare.

La facilità d'uso è un altro aspetto importante da tenere presente. Cerca una friggitrice ad aria con controlli intuitivi e facili da comprendere, così da poter iniziare a cucinare senza dover consultare il manuale ogni volta. Alcuni modelli sono dotati di schermi digitali e impostazioni preimpostate per una maggiore facilità d'uso, mentre altri potrebbero avere un design più semplice ma altrettanto funzionale.

La pulizia e la manutenzione sono considerazioni importanti da fare prima dell'acquisto. Assicurati che la friggitrice ad aria che stai considerando sia facile da pulire, con parti rimovibili che possono essere lavate in lavastoviglie o pulite facilmente a mano. Questo ti aiuterà a mantenere la tua friggitrice ad aria in condizioni ottimali nel tempo e renderà l'esperienza culinaria più piacevole e senza stress.

Infine, non dimenticare di considerare il tuo budget. Le friggitrici ad aria possono variare notevolmente nel prezzo in base alle loro caratteristiche e prestazioni. Prima di fare un acquisto, valuta quanto sei disposto a spendere e cerca una friggitrice ad aria che offra il miglior rapporto qualità-prezzo per le tue esigenze.

Quando si tratta di acquistare una friggitrice ad aria, prenditi il tempo necessario per esaminare attentamente le opzioni disponibili e confrontare le caratteristiche e i vantaggi di ciascun modello. Con un po' di ricerca e considerazione, sarai in grado di trovare la friggitrice ad aria perfetta per trasformare la tua cucina e preparare pasti deliziosi e salutari con facilità.

Capitolo 2: Utilizzi Creativi della Friggitrice ad Aria

Crea spuntini salutari con la friggitrice ad aria

Immagina di poter preparare una serie di deliziosi spuntini salutari in pochi minuti, senza l'aggiunta di grassi in eccesso e con un risultato croccante e gustoso. Con la friggitrice ad aria, tutto questo è possibile. Ecco alcune idee per creare spuntini salutari che renderanno la tua friggitrice ad aria il tuo nuovo miglior amico in cucina:

1. Patatine di verdure: Taglia sottilmente le tue verdure preferite, come patate dolci, zucchine, carote o melanzane, e condiscile con un filo d'olio d'oliva e le spezie che preferisci, come paprika, aglio in polvere o pepe nero. Cuocile

nella friggitrice ad aria fino a quando non saranno croccanti e dorate, e gustale da sole o con una salsa leggera per un'esplosione di sapore e croccantezza.

2. Chips di mele cannella: Affetta sottilmente le mele e condiscile con un po' di succo di limone e cannella. Disponile in un unico strato nella friggitrice ad aria e cuocile fino a quando non saranno secche e croccanti. Queste chips di mele sono un'alternativa dolce e sana alle patatine fritte tradizionali e sono perfette da gustare come spuntino o dessert leggero.

3. Cavolfiore croccante: Taglia il cavolfiore in piccoli pezzi e condiscilo con un po' di olio d'oliva, pepe nero e sale. Cuocilo nella friggitrice ad aria fino a quando non sarà dorato e croccante. Il cavolfiore croccante è un'ottima alternativa alle tradizionali ali di pollo fritte e può essere servito con una salsa piccante o una salsa allo yogurt per un tocco in più di sapore.

4. Ceci croccanti: Sciacqua e scola i ceci in scatola e condiscili con un po' di olio d'oliva e le tue spezie preferite, come cumino, paprika o curry in polvere. Cuocili nella friggitrice ad aria fino a quando non saranno croccanti e dorati. I ceci croccanti sono un'ottima fonte di proteine e fibre e possono essere gustati da soli come spuntino salutare o aggiunti a insalate o piatti di cereali integrali per un tocco croccante.

5. Crostini di pane integrale: Taglia il pane integrale a fette sottili e condiscilo con un po' di olio d'oliva e sale. Cuoci le fette di pane nella friggitrice ad aria fino a quando non saranno croccanti e dorati. Servi i crostini con una salsa fresca di pomodoro e basilico o con un guacamole fatto in casa per un'opzione salutare e gustosa per l'antipasto o il pranzo leggero.

Con la friggitrice ad aria, le possibilità sono infinite quando si tratta di creare spuntini salutari e gustosi. Sperimenta con diverse combinazioni di ingredienti e spezie per trovare le tue combinazioni preferite e goditi la soddisfazione di mangiare cibi croccanti e deliziosi senza sensi di colpa.

Trasforma gli alimenti fritti tradizionali in versioni più sane

Trasformare gli alimenti fritti tradizionali in versioni più sane è un obiettivo che molti di noi si pongono, desiderando gustare i piaceri della cucina senza rinunciare alla salute. E la friggitrice ad aria è uno strumento che ci permette di fare proprio questo, aprendo le porte a una vasta gamma di possibilità culinarie più leggere e nutrienti.

Pensiamo al classico pollo fritto, per esempio. Di solito, la preparazione di questa pietanza coinvolge un'immersione completa del pollo in olio bollente, il che può portare a un aumento significativo del contenuto di grassi e calorie. Tuttavia, con l'utilizzo della friggitrice ad aria, è possibile ottenere un pollo croccante e dorato senza l'eccesso di grassi. Basta marinare il pollo con le spezie preferite, passarlo in un mix di pangrattato e uovo, quindi cuocerlo nella friggitrice ad aria fino a quando non sarà croccante all'esterno e succoso all'interno. Il risultato è un piatto che soddisfa il desiderio di cibo fritto senza i sensi di colpa associati.

E che dire delle patatine fritte? Sono uno dei piaceri culinari per eccellenza, ma anche una delle opzioni meno salutari in termini di alimentazione. Tuttavia, grazie alla friggitrice ad aria, possiamo gustare patatine croccanti senza immergerle nell'olio bollente. Basta tagliare le patate a fette sottili, condire con un filo d'olio d'oliva e le spezie desiderate, e cuocere nella friggitrice ad aria fino a quando non saranno dorate e croccanti. Il risultato è un accompagnamento gustoso e leggero che si sposa bene con molti piatti.

Inoltre, possiamo pensare a altri cibi fritti tradizionali che possono essere rivisitati in versioni più sane utilizzando la friggitrice ad aria. Ad esempio, le ali di pollo, le cipolle fritte, i bastoncini di mozzarella e le verdure impanate possono essere preparate in modo simile, con un risultato croccante e gustoso ma con una frazione del grasso e delle calorie delle versioni fritte tradizionalmente.

Insomma, la friggitrice ad aria ci offre l'opportunità di godere dei piaceri della cucina fritta senza compromettere la nostra salute. Ci permette di mantenere il gusto e la consistenza che amiamo, mentre riduciamo il contenuto di grassi e calorie nei nostri pasti. È una vera e propria rivoluzione in cucina che ci permette di mangiare in modo più sano senza rinunciare al gusto.

Utilizza la friggitrice ad aria per cuocere cibi congelati in modo più sano

Hai mai desiderato gustare cibi congelati in modo più sano, senza doverli immergere in olio bollente per ottenere una croccantezza perfetta? Bene, la friggitrice ad aria può essere la soluzione ideale per te. Questo geniale elettrodomestico ti consente di cuocere cibi congelati in modo rapido, facile e più sano, mantenendo intatto il loro sapore e la loro consistenza croccante senza l'eccesso di grassi.

Immagina di avere una scorta di deliziosi cibi congelati a portata di mano, pronti per essere trasformati in una cena gustosa in pochi minuti. Con la friggitrice ad aria, questo diventa una realtà senza dover aggiungere una goccia d'olio. Ad esempio, le classiche patatine fritte congelate possono essere preparate nella friggitrice ad aria senza doverle immergere in olio bollente. Basta disporle nel cestello della friggitrice ad aria e cuocerle fino a quando non saranno dorate e croccanti. Il risultato sarà una deliziosa porzione di patatine croccanti, perfette da gustare da sole o accompagnate da un hamburger o da un panino.

Ma le possibilità non finiscono qui. Puoi utilizzare la friggitrice ad aria per preparare una varietà di cibi congelati in modo più sano. Ad esempio, bastoncini di pesce, nuggets di pollo, mozzarelline impanate e anelli di cipolla possono essere cuocere fino a diventare croccanti e gustosi senza doverli friggere nell'olio. Basta disporli nel cestello della friggitrice ad aria e cuocerli fino a quando non saranno dorati e croccanti. Il risultato sarà un pasto delizioso e soddisfacente, senza l'eccesso di grassi e calorie associato alla frittura tradizionale.

Inoltre, la friggitrice ad aria è estremamente versatile e può essere utilizzata per cuocere una vasta gamma di cibi congelati, dalle patatine fritte alle ali di pollo, passando per gli snack surgelati e le verdure impanate. Basta regolare la temperatura e il tempo di cottura in base alle istruzioni del produttore e potrai gustare i tuoi cibi congelati preferiti in modo più sano e gustoso che mai.

Sfrutta la versatilità della friggitrice ad aria per preparare piatti unici e gustosi

Immagina di avere a disposizione uno strumento in cucina che ti consente di preparare una vasta gamma di piatti unici e gustosi, senza dover utilizzare una miriade di pentole e padelle. Bene, la friggitrice ad aria è proprio questo: un alleato versatile che ti permette di sfruttare al massimo la tua creatività culinaria e di preparare piatti unici e deliziosi con facilità.

Uno dei vantaggi principali della friggitrice ad aria è la sua capacità di cuocere una varietà di cibi in modo uniforme e croccante, senza l'aggiunta di oli e grassi in eccesso. Questo significa che puoi preparare piatti che vanno dalle classiche patatine fritte ai gustosi panini al pollo, senza dover preoccuparti degli effetti negativi associati alla frittura tradizionale.

Ad esempio, puoi preparare deliziosi panini al pollo utilizzando la friggitrice ad aria per cuocere il pollo in modo uniforme e croccante, aggiungendo poi una varietà di condimenti e verdure per creare un pasto completo e soddisfacente. Oppure, puoi utilizzare la friggitrice ad aria per preparare un'ampia gamma di antipasti, come bastoncini di mozzarella, anelli di cipolla e patatine, da servire insieme a una selezione di salse per un'esperienza culinaria davvero deliziosa.

Inoltre, la friggitrice ad aria è perfetta per preparare una vasta gamma di piatti vegetariani e vegani, utilizzando ingredienti freschi e nutrienti come verdure, legumi e cereali integrali. Puoi preparare gustosi falafel, crocchette di quinoa, burger di fagioli neri e molto altro ancora, cuocendoli nella friggitrice ad aria per ottenere una croccantezza perfetta senza l'aggiunta di oli e grassi in eccesso.

E non dimentichiamoci dei dolci! La friggitrice ad aria è ideale anche per preparare una varietà di dessert golosi e salutari, come biscotti, dolci al forno e persino ciambelle. Puoi sperimentare con una vasta gamma di ingredienti e ricette per creare dolci che soddisfano la tua voglia di dolcezza senza compromettere la tua salute.

Insomma, la friggitrice ad aria è uno strumento versatile che ti consente di preparare una vasta gamma di piatti unici e gustosi con facilità e convenienza. Sfrutta al massimo la tua creatività culinaria e prepara pasti che soddisfano il tuo palato e il tuo desiderio di mangiare in modo sano e gustoso.

Capitolo 3: Innovazioni Culinare con la Friggitrice ad Aria

Sperimentare con marinature e condimenti

Esplorare nuove frontiere culinarie con la friggitrice ad aria è un'avventura appassionante, soprattutto quando si tratta di sperimentare con marinature e condimenti. Questo capitolo è un invito a dare libero sfogo alla tua creatività in cucina e a scoprire nuovi sapori e combinazioni che renderanno i tuoi piatti ancora più deliziosi e appaganti.

Le marinature e i condimenti sono una componente essenziale di molte ricette, aggiungendo profondità di sapore e intensità agli alimenti. Con la friggitrice ad aria, puoi sperimentare con una vasta gamma di marinature e condimenti per creare piatti che soddisfano il tuo palato e soddisfano i tuoi desideri culinari.

Inizia esplorando le marinature, che sono una fantastica opportunità per infondere agli alimenti una vasta gamma di sapori e aromi. Puoi marinare carne, pesce, verdure e persino tofu in una varietà di ingredienti, come aceto balsamico, succo di limone, salsa di soia, erbe aromatiche, spezie, aglio e zenzero. Lascia che gli alimenti si marinino per almeno un'ora, o anche durante la notte, per ottenere il massimo sapore.

Una volta marinati, puoi cuocere gli alimenti nella friggitrice ad aria per ottenere una croccantezza perfetta e una deliziosa combinazione di sapori. Sperimenta con diverse combinazioni di marinature e alimenti per scoprire le tue preferenze personali e creare piatti che riflettono il tuo gusto unico.

Oltre alle marinature, i condimenti sono un altro modo fantastico per aggiungere sapore ai tuoi piatti preparati con la friggitrice ad aria. Dalla salsa barbecue alla salsa agrodolce, dal pesto al tahini, ci sono infinite possibilità quando si tratta di condimenti. Prova a preparare i tuoi condimenti fatti in casa utilizzando ingredienti freschi e di alta qualità per un sapore ancora più autentico e appagante.

Inoltre, non dimenticare di sperimentare con gli aromi e le spezie per aggiungere un tocco in più ai tuoi piatti preparati con la friggitrice ad aria. Aggiungi una spruzzata di pepe nero macinato fresco, una spolverata di paprika affumicata o una manciata di erbe aromatiche fresche per un tocco di freschezza e vitalità.

Insomma, sperimentare con marinature e condimenti è un modo fantastico per esplorare nuovi sapori e combinazioni e per aggiungere una dimensione extra ai tuoi piatti preparati con la friggitrice ad aria. Preparati a stupire il tuo palato e quello dei tuoi commensali con piatti che sono non solo deliziosi, ma anche pieni di creatività e passione culinaria.

Utilizzare la friggitrice ad aria per cibi dolci

Se pensi alla friggitrice ad aria solo come a uno strumento per preparare cibi salati, potresti perderti un mondo di possibilità culinarie. La friggitrice ad aria è infatti perfetta anche per preparare deliziosi cibi dolci, che soddisferanno la tua voglia di dolcezza senza l'eccesso di grassi e calorie associato alla frittura tradizionale.

Uno dei modi più semplici per utilizzare la friggitrice ad aria per preparare cibi dolci è quello di cuocere biscotti e dolci al forno. Basta preparare la tua pasta preferita per biscotti o dolci, formare piccole palline o porzioni e disporle nel cestello della friggitrice ad aria. Cuoci i tuoi biscotti o dolci fino a quando non saranno dorati e croccanti all'esterno e morbidi all'interno. Il risultato sarà un delizioso dolce fatto in casa che ti farà dimenticare la frittura tradizionale.

Inoltre, puoi utilizzare la friggitrice ad aria per preparare una vasta gamma di dolci al forno, come muffin, torte e tortine. Basta preparare l'impasto o la pastella per il dolce desiderato, versarlo in stampini o teglie e cuocerlo nella friggitrice ad aria fino a quando non sarà dorato e cotto al centro. Il risultato sarà un dolce leggero e soffice, perfetto da gustare da solo o accompagnato da una pallina di gelato o una salsa dolce.

Ma le possibilità non finiscono qui. Puoi utilizzare la friggitrice ad aria anche per preparare una vasta gamma di dolci fritti, come ciambelle, churros e frittelle. Basta preparare l'impasto o la pastella per il dolce desiderato, formare piccole palline o forme e cuocerle nella friggitrice ad aria fino a quando non saranno dorate e gonfie. Il risultato sarà un dolce fritto leggero e croccante, perfetto da gustare da solo o con una spolverata di zucchero a velo o una salsa dolce.

Insomma, la friggitrice ad aria è uno strumento versatile che ti consente di preparare una vasta gamma di cibi dolci in modo rapido, facile e più sano. Sfrutta al massimo la tua creatività culinaria e prepara dolci che soddisfano il tuo desiderio di dolcezza senza compromettere la tua salute.

Ricette internazionali con un tocco salutare

Preparare ricette internazionali con un tocco salutare è un'ottima idea per esplorare nuovi sapori e tradizioni culinarie senza rinunciare alla tua salute. Ecco alcune ricette internazionali rivisitate in chiave più sana, utilizzando ingredienti freschi e metodi di cottura leggeri, perfette da realizzare con l'ausilio della friggitrice ad aria:

Taco Bowl Vegano con Salsa di Avocado:

Ingredienti:

- Quinoa
- Fagioli neri
- Mais
- Pomodori a cubetti
- Avocado
- Lime
- Coriandolo fresco
- Peperoncino in polvere
- Sale e pepe

Procedimento:

- Cuoci la quinoa secondo le istruzioni sulla confezione.
- Sciacqua e scola i fagioli neri.
- Taglia l'avocado a cubetti e schiaccialo con il succo di lime, aggiungendo sale e pepe a piacere.

- Mescola la quinoa cotta, i fagioli neri, il mais e i pomodori a cubetti in una ciotola.
- Servi la mistura di quinoa nelle ciotole e guarnisci con la salsa di avocado e coriandolo fresco tritato.

Pad Thai di Gamberetti alla Friggitrice ad Aria:

Ingredienti:

- Gamberetti
- Spaghetti di riso
- Uova
- Cipolla rossa
- Carote
- Germogli di soia
- Arachidi tritate
- Salsa di soia a basso contenuto di sodio
- Succo di lime
- Zenzero fresco grattugiato

Procedimento:

- Cuoci gli spaghetti di riso secondo le istruzioni sulla confezione.
- In una padella, cuoci i gamberetti con un filo di olio d'oliva, aggiungendo cipolla rossa a fettine, carote a julienne e germogli di soia.
- Aggiungi le uova sbattute e cuoci fino a quando sono completamente cotte.
- Aggiungi gli spaghetti di riso cotti e mescola bene con la salsa di soia, il succo di lime e lo zenzero grattugiato.
- Servi il pad Thai guarnendo con arachidi tritate e cipollotto fresco.

Pollo alla Cacciatora con Patate al Rosmarino:

Ingredienti:

- Cosce di pollo
- Pomodori a cubetti
- Cipolle

- Carote
- Sedano
- Aglio
- Rosmarino fresco
- Brodo di pollo

Procedimento:

- In una ciotola, mescola pomodori a cubetti, cipolle a fettine, carote a rondelle, sedano a dadini, aglio tritato e rosmarino fresco.
- Adagia le cosce di pollo nella marinata e lascia riposare per almeno 30 minuti.
- Trasferisci il pollo e le verdure marinati nella friggitrice ad aria e cuoci fino a quando il pollo è dorato e le verdure sono tenere.
- Aggiungi brodo di pollo per creare una salsa e servire con patate al rosmarino tostate nella friggitrice ad aria.

Queste sono solo alcune idee per preparare ricette internazionali con un tocco salutare utilizzando la friggitrice ad aria. Sperimenta con i tuoi piatti preferiti e goditi il gusto della cucina internazionale in modo più leggero e sano.

Cucina di comfort reinventata

La cucina di comfort ha il potere di scaldare il cuore e nutrire l'anima, ma spesso è associata a piatti ricchi di grassi e calorie. Tuttavia, reinventare la cucina di comfort in chiave più leggera e salutare è assolutamente possibile, e la friggitrice ad aria può essere uno strumento prezioso in questo processo. Ecco alcune idee per reinventare i classici della cucina di comfort in modo più sano:

Polpette di Pollo al Forno:

- Prepara polpette di pollo utilizzando carne di pollo magra macinata, pangrattato integrale, uovo, cipolla, aglio e spezie come prezzemolo, origano e pepe nero.

- Disponi le polpette su una teglia rivestita con carta da forno e cuocile nella friggitrice ad aria fino a quando non sono dorate e cotte al centro.
- Servile con una salsa marinara leggera e una spruzzata di parmigiano grattugiato per un piatto di comfort sano e gustoso.

Maccheroni e Formaggio al Forno:

- Prepara una versione leggera della salsa di formaggio utilizzando latte scremato, farina integrale, formaggio cheddar a basso contenuto di grassi e senape di Digione.
- Lessa la pasta integrale e cuocila al dente, quindi mescola con la salsa di formaggio.
- Trasferisci il tutto in una teglia da forno e cuoci nella friggitrice ad aria fino a quando non è dorato e croccante in superficie.
- Guarnisci con prezzemolo fresco tritato e pepe nero macinato per un piatto di comfort

reinventato che soddisferà la tua voglia di formaggio senza esagerare con le calorie.

Chips di Zucchine:

- Taglia le zucchine a fette sottili e condiscile con un filo d'olio d'oliva, sale, pepe nero e aglio in polvere.
- Cuoci le fette di zucchine nella friggitrice ad aria fino a quando non sono croccanti e dorati.
- Servi le chips di zucchine con una salsa di yogurt greco aromatizzata con erbe fresche come basilico, prezzemolo e timo per un'alternativa sana e deliziosa alle patatine fritte.

Pollo Fritto alla Senape e Miele:

- Prepara una marinata con senape di Digione, miele, aglio tritato, succo di limone e pepe nero.

- Marinare le cosce di pollo senza pelle nella miscela di senape e miele per almeno un'ora in frigorifero.
- Cuoci il pollo marinato nella friggitrice ad aria fino a quando non è dorato e cotto completamente.
- Servi il pollo con contorni leggeri come una insalata di verdure miste o del riso integrale per un pasto di comfort sano e appagante.

Con la giusta creatività e l'utilizzo intelligente della friggitrice ad aria, è possibile reinventare i piatti di comfort in versioni più sane e leggere, senza rinunciare al gusto e alla soddisfazione che essi offrono. Sperimenta con le tue ricette preferite e divertiti a scoprire nuovi modi per godere della cucina di comfort in modo più sano e appagante.

Capitolo 4: Consigli Pratici per l'Utilizzo della Friggitrice ad Aria

Pulizia e manutenzione

La pulizia e la manutenzione della tua friggitrice ad aria sono aspetti essenziali per garantire che continui a funzionare in modo efficiente e sicuro nel tempo. Dopo ogni utilizzo, è importante dedicare qualche minuto alla cura del tuo elettrodomestico per assicurarti che sia pronto per la prossima volta che lo utilizzerai.

Quando si tratta di pulizia, il primo passo è spegnere e scollegare la friggitrice ad aria, garantendo la sicurezza prima di iniziare. Dopo di che, lascialo raffreddare completamente prima di iniziare la pulizia. Una volta che è sicuro da toccare, rimuovi con cura il cestello e il vassoio raccogli-gocce e lavali con acqua calda e sapone delicato. Questo ti aiuterà a rimuovere i residui di cibo e l'olio in eccesso che si accumulano durante la cottura.

Quando si pulisce il cestello e il vassoio, assicurati di prestare particolare attenzione alle aree più difficili da raggiungere, come gli angoli e i bordi. Una spazzola a setole morbide può essere utile per rimuovere eventuali residui ostinati. Una volta completata la pulizia, asciuga completamente il cestello e il vassoio prima di rimetterli nella friggitrice.

Oltre alla pulizia regolare, è importante eseguire una manutenzione periodica della tua friggitrice ad aria per garantire che continui a funzionare al meglio delle sue capacità. Controlla regolarmente lo stato delle parti e delle componenti per assicurarti che siano in buone condizioni e sostituisci eventuali parti danneggiate o usurati secondo le indicazioni del produttore.

Seguire queste semplici pratiche di pulizia e manutenzione ti aiuterà a prolungare la vita della tua friggitrice ad aria e a garantire che continui a produrre pasti deliziosi in modo sicuro e affidabile. Prenditi cura del tuo elettrodomestico e ti ricompenserà con anni di servizio affidabile e risultati culinari impeccabili.

Ottimizzazione dei tempi e delle temperature

Quando si tratta di ottenere risultati culinari impeccabili con la friggitrice ad aria, l'ottimizzazione dei tempi e delle temperature è fondamentale. Questo processo richiede una buona comprensione dei diversi fattori che influenzano la cottura degli alimenti e una certa dose di esperienza pratica.

Per prima cosa, è importante prendere familiarità con le impostazioni di temperatura consigliate per la tua friggitrice ad aria e per i diversi tipi di alimenti che intendi preparare. Ogni alimento ha esigenze specifiche quando si tratta di temperatura di cottura, e avere familiarità con queste informazioni ti permetterà di ottenere risultati ottimali ogni volta che utilizzi il tuo elettrodomestico.

Tuttavia, non basta solo impostare la temperatura corretta; è altrettanto importante regolare il tempo di cottura in base alla dimensione e alla quantità degli alimenti che stai cucinando. Alcuni alimenti potrebbero richiedere più tempo per cuocere completamente, mentre altri potrebbero richiederne meno. È quindi importante essere flessibili e adattare il tempo di cottura in base alle specifiche esigenze di ogni pietanza.

La sperimentazione è fondamentale quando si tratta di ottimizzare i tempi e le temperature nella friggitrice ad aria. Osserva attentamente i risultati delle tue preparazioni e fai regolazioni in base alle tue osservazioni. Con il tempo, svilupperai un'intuizione più accurata su come regolare le impostazioni della tua friggitrice ad aria per ottenere i migliori risultati possibili.

Inoltre, ricorda che la dimensione e lo spessore degli ingredienti possono influenzare notevolmente il tempo di cottura. Se stai cucinando alimenti di diverse dimensioni o spessori, potrebbe essere necessario adattare il tempo di cottura per assicurarti che tutti gli ingredienti siano cotti in modo uniforme.

Infine, non sottovalutare l'importanza di seguire le istruzioni specifiche del produttore della tua friggitrice ad aria. Queste istruzioni sono progettate per garantire la massima sicurezza e prestazioni del tuo elettrodomestico, e seguirle attentamente ti aiuterà a ottenere i migliori risultati possibili con la tua friggitrice ad aria.

Ottimizzare i tempi e le temperature nella friggitrice ad aria richiede pratica, pazienza e un po' di sperimentazione. Con il tempo e l'esperienza, imparerai a regolare con precisione le impostazioni della tua friggitrice ad aria per ottenere risultati culinari deliziosi e soddisfacenti ogni volta.

Conservazione e conservazione degli alimenti

Quando si tratta di cucinare con la friggitrice ad aria, una corretta conservazione degli alimenti è fondamentale per garantire non solo la freschezza e la qualità degli ingredienti, ma anche la sicurezza alimentare. Questo è particolarmente importante considerando che la friggitrice ad aria spesso richiede ingredienti freschi e di alta qualità per produrre risultati culinari deliziosi.

Per iniziare, è essenziale selezionare ingredienti freschi e di alta qualità. Quando fai la spesa, cerca prodotti che siano freschi, di stagione e provenienti da fonti affidabili. Scegli frutta e verdura che siano mature ma ancora croccanti e prive di ammaccature o macchie, e seleziona carne e pesce che siano freschi e non presentino segni di deterioramento.

Una volta acquistati gli ingredienti, è importante conservarli correttamente per mantenere la loro freschezza il più a lungo possibile. Le verdure dovrebbero essere conservate nel reparto frigorifero, preferibilmente in sacchetti o contenitori ermetici per mantenere la loro croccantezza e prevenire il deterioramento. La carne e il pesce crudo dovrebbero essere conservati nel reparto più freddo del frigorifero e consumati entro pochi giorni dall'acquisto per garantire la sicurezza alimentare.

Inoltre, è una buona pratica preparare e conservare gli alimenti in porzioni adeguate alle tue esigenze. Questo non solo ti aiuterà a ridurre gli sprechi, ma renderà anche più facile pianificare e preparare pasti equilibrati e nutrienti con la tua friggitrice ad aria.

Infine, è importante prestare attenzione alle date di scadenza degli alimenti confezionati e utilizzare gli alimenti freschi prima che scadano per evitare il rischio di contaminazione o deterioramento.

Seguendo questi semplici consigli per la conservazione degli alimenti, potrai assicurarti di avere sempre ingredienti freschi e di alta qualità a portata di mano per preparare pasti deliziosi e sani con la tua friggitrice ad aria.

Risoluzione dei problemi comuni

La risoluzione dei problemi comuni è una parte importante del mantenimento e dell'utilizzo efficace della friggitrice ad aria. Ecco alcuni suggerimenti per affrontare e risolvere i problemi più comuni che potresti incontrare durante l'utilizzo del tuo elettrodomestico:

La friggitrice ad aria non si accende:

- Verifica che la friggitrice sia correttamente collegata alla presa elettrica e che l'interruttore sia acceso.
- Assicurati che non ci siano interruzioni di corrente elettrica nella tua casa.
- Controlla se il cestello e il vassoio raccogli-gocce sono inseriti correttamente nella friggitrice, poiché alcuni modelli potrebbero non funzionare se non sono posizionati correttamente.

La friggitrice ad aria non riscalda correttamente:

- Verifica che la temperatura impostata sia corretta e che la friggitrice sia stata accesa per il tempo necessario per riscaldarsi completamente.
- Controlla se ci sono blocchi o ostruzioni nell'unità di riscaldamento che potrebbero ostacolare il flusso d'aria e compromettere le prestazioni di riscaldamento.

- Se il problema persiste, potrebbe essere necessario contattare il servizio clienti del produttore per assistenza aggiuntiva o per verificare la presenza di eventuali difetti o guasti.

Il cibo non cuoce uniformemente:

- Assicurati di non sovraccaricare il cestello della friggitrice ad aria, poiché un'eccessiva quantità di cibo può ostacolare il flusso d'aria e compromettere la cottura uniforme.
- Ruota e mescola il cibo a metà cottura per garantire una distribuzione uniforme del calore e una cottura uniforme.
- Utilizza tagli di cibo uniformi e di dimensioni simili per garantire una cottura uniforme.

Il cibo risulta troppo secco o bruciato:

- Riduci la temperatura di cottura e/o il tempo di cottura per evitare una eccessiva perdita di umidità e una cottura eccessiva del cibo.

- Copri il cibo con un po' di olio d'oliva o di altro grasso sano prima di cuocerlo per aiutare a trattenere l'umidità e impedire che si secchi troppo durante la cottura.
- Monitora attentamente il cibo durante la cottura e rimuovilo dalla friggitrice ad aria non appena raggiunge il livello di cottura desiderato.

Seguendo questi suggerimenti e facendo attenzione ai segnali che la tua friggitrice ad aria potrebbe inviare, sarai in grado di affrontare con successo i problemi comuni e continuare a godere di pasti deliziosi e sani preparati con il tuo elettrodomestico. Se i problemi persistono, non esitare a contattare il servizio clienti del produttore per assistenza aggiuntiva.

Capitolo 5: Approfondimenti sulla Salute e Nutrizione

Riduzione dell'assunzione di grassi e calorie

Nel capitolo dedicato agli approfondimenti sulla salute e la nutrizione, esploreremo l'importante tema della riduzione dell'assunzione di grassi e calorie attraverso l'utilizzo della friggitrice ad aria. Questo strumento innovativo offre un modo per preparare cibi gustosi in modo più salutare, riducendo la necessità di immergerli nell'olio come avviene nella frittura tradizionale.

Uno dei principali vantaggi della friggitrice ad aria è il suo metodo di cottura a basso contenuto di grassi. Utilizzando aria calda per cuocere gli alimenti, elimina la necessità di immergerli nell'olio bollente. Questo significa che possiamo godere di cibi croccanti e dorati senza l'eccesso di grassi e calorie associato alla frittura tradizionale. Inoltre, poiché non c'è bisogno di aggiungere olio, abbiamo il controllo completo sulla quantità di grassi che consumiamo, il che può aiutare a ridurre l'assunzione complessiva di grassi nella nostra dieta.

Oltre alla riduzione dei grassi, la friggitrice ad aria ci consente anche di controllare meglio l'apporto calorico dei nostri pasti. Riducendo l'uso di olio e grassi aggiunti, possiamo abbassare significativamente il numero di calorie nei nostri piatti preferiti. Questo è particolarmente importante per coloro che seguono una dieta a basso contenuto calorico o che cercano di perdere peso, poiché consente loro di continuare a godere dei cibi che amano senza esagerare con le calorie.

Inoltre, utilizzando la friggitrice ad aria, possiamo continuare a gustare una vasta gamma di cibi, compresi quelli che tradizionalmente vengono fritti, ma in modo più leggero e salutare. Possiamo preparare patatine croccanti, pollo fritto, gamberetti e altro ancora, tutto con una frazione dei grassi e delle calorie che si troverebbero nei cibi fritti tradizionalmente.

L'utilizzo della friggitrice ad aria può aiutarci a ridurre l'assunzione di grassi e calorie nella nostra dieta, consentendoci di godere di cibi gustosi in modo più salutare. Questo strumento ci offre un modo per preparare cibi croccanti e dorati senza l'eccesso di grassi e calorie associato alla frittura tradizionale, consentendoci di mantenere uno stile di vita sano senza sacrificare il gusto.

Impatto sulla salute del cibo fritto tradizionale

Quando si parla di cibo fritto tradizionale, è importante considerare l'impatto che ha sulla nostra salute. Questo tipo di alimenti, se consumato in eccesso o in modo regolare, può avere diversi effetti negativi sul nostro benessere generale.

Uno degli aspetti principali da considerare è il contenuto di grassi saturi e trans nel cibo fritto. Durante il processo di frittura, gli alimenti assorbono una grande quantità di grassi, che possono essere ricchi di grassi saturi e trans. Questi tipi di grassi sono associati ad un aumento del colesterolo LDL, comunemente noto come "colesterolo cattivo", e possono contribuire all'accumulo di placche nelle arterie, aumentando così il rischio di malattie cardiovascolari come l'aterosclerosi, l'ipertensione e l'infarto.

Inoltre, il cibo fritto è notoriamente alto in calorie. L'assorbimento di grandi quantità di grassi durante il processo di frittura porta ad un aumento significativo del contenuto calorico degli alimenti. Consumare regolarmente cibo fritto può quindi contribuire al sovrappeso e all'obesità, che a loro volta aumentano il rischio di una serie di problemi di salute, tra cui diabete di tipo 2, malattie cardiache e altre condizioni croniche.

Un'altra considerazione importante è il rischio di formazione di composti nocivi durante la frittura ad alte temperature. L'esposizione prolungata di grassi e oli ad alte temperature può portare alla formazione di sostanze chimiche dannose come acrilammide e idrocarburi policiclici aromatici, che sono stati associati a un aumento del rischio di cancro.

Infine, il cibo fritto è spesso associato ad un aumento del consumo di sodio, specialmente se servito con salse o condimenti salati. Un'elevata assunzione di sodio può contribuire all'ipertensione e ad altri problemi di salute cardiovascolare.

Il cibo fritto tradizionale può avere diversi effetti negativi sulla nostra salute, principalmente a causa del suo alto contenuto di grassi saturi e trans, calorie e la formazione di sostanze chimiche dannose durante il processo di cottura. Scegliere alternative più sane come la friggitrice ad aria può aiutarci a ridurre l'assunzione di questi composti nocivi e a mantenere uno stile di vita più sano nel lungo termine.

Alimentazione equilibrata e friggitrice ad aria

Quando si parla di mantenere un'alimentazione equilibrata, è importante considerare come gli strumenti e le tecniche di cottura possano influenzare la composizione nutrizionale dei nostri pasti. In questo contesto, la friggitrice ad aria rappresenta una soluzione innovativa che consente di godere dei sapori e delle texture del cibo fritto tradizionale, ma in modo più leggero e salutare.

Una dieta equilibrata è caratterizzata da un adeguato apporto di nutrienti essenziali, come proteine, carboidrati, grassi sani, vitamine e minerali, mantenendo nel contempo un consumo moderato di calorie, grassi saturi e zuccheri aggiunti. Integrare la friggitrice ad aria nella nostra routine culinaria può essere un modo efficace per raggiungere questi obiettivi.

Utilizzando la friggitrice ad aria, è possibile ridurre notevolmente l'assunzione di grassi saturi e calorie rispetto alla frittura tradizionale. Poiché questo strumento utilizza aria calda anziché olio per cuocere gli alimenti, si ottengono risultati croccanti e gustosi senza l'eccesso di grassi e calorie associato alla frittura tradizionale. Questo è particolarmente vantaggioso per coloro che cercano di ridurre il consumo di grassi saturi per mantenere la salute cardiovascolare o perdere peso.

Inoltre, la friggitrice ad aria consente di preparare una vasta gamma di alimenti, dalle patatine fritte ai gamberetti impanati, mantenendo comunque un profilo nutrizionale equilibrato. Possiamo utilizzare ingredienti freschi e di alta qualità, scegliere tagli magri di carne e pesci ricchi di omega-3 e optare per fonti di carboidrati integrali per migliorare il contenuto di fibre e nutrienti essenziali dei nostri pasti.

Integrare la friggitrice ad aria nella nostra cucina può quindi essere un modo efficace per mantenere un'alimentazione equilibrata senza rinunciare al gusto e al piacere culinario. Con la giusta attenzione alla selezione degli ingredienti e alla preparazione dei pasti, possiamo godere di cibi deliziosi e soddisfacenti che contribuiscono al nostro benessere generale e alla nostra salute a lungo termine.

Consigli per una dieta equilibrata e sana

Mantenere una dieta equilibrata e sana è una delle chiavi fondamentali per promuovere il benessere generale e prevenire una serie di problemi di salute a lungo termine. Una dieta equilibrata fornisce al corpo tutti i nutrienti essenziali di cui ha bisogno per funzionare al meglio, inclusi carboidrati, proteine, grassi sani, vitamine e minerali. Ecco alcuni consigli pratici per adottare abitudini alimentari sane e sostenibili.

Innanzitutto, la varietà è essenziale. Consumare una vasta gamma di alimenti provenienti da tutti i gruppi alimentari assicura che il corpo riceva una varietà di nutrienti. Questo significa includere frutta, verdura, cereali integrali, proteine magre e latticini a basso contenuto di grassi nella tua dieta quotidiana.

Quando si tratta di porzioni, è importante trovare un equilibrio. Controlla le dimensioni delle porzioni e cerca di non esagerare. Anche se gli alimenti sono sani, mangiarne troppo può portare a un eccesso calorico, che a sua volta può contribuire al guadagno di peso indesiderato e ad altri problemi di salute.

Scegliere cibi integrali è un altro passo importante verso una dieta equilibrata. I cereali integrali, come pane integrale, riso integrale, pasta integrale e cereali integrali, sono ricchi di fibre e nutrienti, il che li rende una scelta migliore rispetto ai loro omologhi raffinati.

Limitare il consumo di zuccheri aggiunti è un'altra raccomandazione chiave. Gli zuccheri aggiunti, come quelli presenti nelle bevande zuccherate, nei dolci e negli snack confezionati, possono contribuire a un eccesso di calorie e non offrono praticamente alcun beneficio nutrizionale. Preferire fonti di dolcezza naturali, come la frutta fresca, può aiutare a ridurre il consumo di zuccheri aggiunti.

Mangiare più frutta e verdura è un altro pilastro di una dieta sana ed equilibrata. Questi alimenti sono ricchi di fibre, vitamine, minerali e antiossidanti che favoriscono la salute generale e possono ridurre il rischio di molte malattie croniche, tra cui malattie cardiache, ictus e alcuni tipi di cancro.

Infine, assicurati di includere proteine magre nella tua dieta. Queste possono provenire da fonti come pollo senza pelle, pesce, legumi, latticini a basso contenuto di grassi e tofu. Le proteine sono essenziali per la crescita, il ripristino e il mantenimento dei tessuti nel corpo.

Una dieta equilibrata e sana è fondamentale per il benessere generale. Seguire questi consigli pratici può aiutarti a adottare abitudini alimentari che favoriscono la salute e il benessere a lungo termine. Ricorda, fare piccoli cambiamenti progressivi può portare a grandi miglioramenti nella tua salute complessiva.

Capitolo 6: Trucchi e Suggerimenti per Massimizzare i Risultati

Trucchi per ottenere cibi ancora più croccanti

Nel sesto capitolo del nostro libro, ci addentriamo nei trucchi e nei suggerimenti per ottenere il massimo dalle nostre esperienze culinarie con la friggitrice ad aria. Uno degli aspetti più apprezzati della friggitrice ad aria è la sua capacità di rendere i cibi croccanti e gustosi senza l'aggiunta eccessiva di grassi, come avviene nella frittura tradizionale. Tuttavia, ci sono alcuni trucchi che possiamo adottare per massimizzare il croccantezza dei nostri piatti e renderli ancora più deliziosi.

Prima di tutto, assicurati di asciugare accuratamente gli ingredienti prima di cuocerli nella friggitrice ad aria. Rimuovere qualsiasi eccesso di umidità contribuirà a ottenere una superficie più croccante sui cibi. Un tocco leggero di olio può anche aiutare a migliorare la croccantezza. Anche se la friggitrice ad aria richiede meno olio rispetto alla frittura tradizionale, uno spruzzo leggero di olio sugli ingredienti può fare la differenza nel ottenere quella crosta dorata e croccante che amiamo.

Durante la cottura, è importante agitare o girare gli ingredienti a metà cottura. Questo assicurerà una cottura uniforme e una distribuzione uniforme del calore, contribuendo a ottenere una croccantezza uniforme su tutti i lati del cibo. Inoltre, evita di sovraccaricare il cestello della friggitrice ad aria. Lasciare spazio sufficiente tra gli ingredienti consentirà all'aria calda di circolare liberamente intorno a essi, favorendo una cottura uniforme e una maggiore croccantezza.

Scegliere ingredienti adatti può anche fare la differenza nel ottenere cibi più croccanti. Alcuni alimenti, come le patatine tagliate sottili o il pollo impanato, tendono a diventare più croccanti rispetto ad altri. Sperimenta con diversi tipi di cibi per scoprire quali producono i migliori risultati croccanti nella tua friggitrice ad aria e divertiti a esplorare nuove ricette e combinazioni di ingredienti.

Sfruttare al massimo la croccantezza offerta dalla friggitrice ad aria richiede un po' di pratica e sperimentazione, ma i risultati ne varranno sicuramente la pena. Con questi semplici trucchi e suggerimenti, potrai preparare cibi ancora più croccanti e deliziosi, mantenendo nel contempo un approccio salutare alla cucina. Buon appetito!

__Utilizzo creativo degli ingredienti__

Le infinite possibilità offerte dalla friggitrice ad aria per trasformare ingredienti comuni in piatti straordinariamente gustosi e creative sono un'opportunità per sfidare la nostra creatività culinaria e sperimentare con combinazioni insolite e presentazioni originali.

La friggitrice ad aria ci consente di esplorare una vasta gamma di ingredienti, dalla frutta e verdura fresca alle proteine magre e persino agli alimenti dolci. Una delle opzioni più intriganti è l'utilizzo della frutta e della verdura per creare spuntini salutari e sorprendenti. Possiamo trasformare le nostre mele preferite in chip croccanti, preparare fette di zucchine o carote croccanti e saporite, oppure sperimentare con verdure meno comuni come il cavolfiore o il sedano. Questi spuntini sono non solo deliziosi, ma anche ricchi di fibre e nutrienti essenziali, rendendoli un'opzione ideale per uno stile di vita sano.

Inoltre, possiamo utilizzare la friggitrice ad aria per preparare proteine magre in modo creativo. Pollo, pesce e tofu possono essere trasformati in gustosi spiedini, crocchette o bocconcini impanati, offrendo un'alternativa leggera e salutare alla tradizionale frittura. Sperimentare con marinature e condimenti può aggiungere un tocco extra di sapore e originalità ai nostri piatti, creando un'esperienza culinaria davvero unica.

Ma l'utilizzo creativo degli ingredienti non si ferma qui. Possiamo anche esplorare il lato dolce della friggitrice ad aria, preparando dolci irresistibili come frittelle di mele, torte di riso croccante o persino biscotti e pasticcini. Utilizzando ingredienti sani e naturali come frutta fresca, cereali integrali e dolcificanti naturali, possiamo indulgere nei nostri dessert preferiti senza sensi di colpa.

In conclusione, l'utilizzo creativo degli ingredienti con la friggitrice ad aria è un'opportunità per esplorare nuovi sapori, testare le nostre abilità culinarie e creare piatti straordinariamente gustosi e originali. Sia che si tratti di spuntini salutari, piatti principali leggeri o dessert decadenti, la friggitrice ad aria ci offre infinite possibilità per soddisfare il nostro desiderio di avventura culinaria e mantenere allo stesso tempo uno stile di vita sano e equilibrato.

Personalizzazione delle ricette

Ecco alcuni suggerimenti per personalizzare le ricette con la friggitrice ad aria:

- Regolazione delle quantità degli ingredienti: Modifica le proporzioni degli ingredienti per adattare le ricette al tuo gusto personale. Se preferisci un sapore più intenso, aggiungi più spezie o condimenti. Se desideri ridurre l'apporto calorico, riduci la quantità di oli o grassi utilizzati.

- Sostituzioni degli ingredienti: Sperimenta con sostituzioni di ingredienti per adattare le ricette alle tue preferenze o esigenze dietetiche. Ad esempio, puoi sostituire le patatine fritte con patate dolci o radici di barbabietola per una variante più sana e colorata. Oppure, sostituisci la carne con alternative vegetali come tofu o seitan per un'opzione vegetariana o vegana.

- Adattamento delle cotture: Modifica i tempi e le temperature di cottura per ottenere il risultato desiderato. Se preferisci i cibi più croccanti, prolunga leggermente il tempo di cottura o aumenta la temperatura. Al contrario, se desideri una consistenza più morbida, riduci il tempo di cottura o abbassa la temperatura.

- Personalizzazione delle marinature e dei condimenti: Sperimenta con diverse marinature e condimenti per aggiungere sapore e carattere ai tuoi piatti. Prepara marinature fatte in casa con erbe fresche, spezie, aglio e agrumi, oppure utilizza condimenti pronti o salse per un tocco extra di gusto.

- Variazioni delle presentazioni: Gioca con la presentazione dei piatti per renderli più accattivanti e invitanti. Aggiungi guarnizioni colorate e croccanti come semi tostati, erbe fresche o crostini di pane per un tocco di freschezza e texture.

La personalizzazione delle ricette con la friggitrice ad aria offre infinite possibilità per esplorare nuovi sapori, soddisfare le preferenze personali e adattare le preparazioni culinarie alle esigenze dietetiche individuali. Sperimenta con ingredienti, tecniche e presentazioni per creare piatti unici e deliziosi che rispecchiano il tuo stile e gusto personali.

Incorporare la friggitrice ad aria nella routine quotidiana

La friggitrice ad aria non è solo un modo per cucinare cibi croccanti e gustosi in modo più sano, ma può anche semplificare notevolmente la tua routine culinaria, risparmiando tempo e sforzi in cucina.

Una delle prime strategie per integrare la friggitrice ad aria nella tua routine è pianificare i pasti settimanali in anticipo. Dedica del tempo alla preparazione di un piano alimentare che includa una varietà di piatti che puoi cucinare con la friggitrice ad aria. In questo modo, avrai una guida chiara su cosa cucinare ogni giorno e potrai organizzarti meglio durante la settimana.

Oltre alla pianificazione dei pasti, è utile preparare gli ingredienti in anticipo. Taglia le verdure, marina le carni e prepara gli impasti in anticipo e conservali in contenitori ermetici in frigorifero. Quando sei pronto per cucinare, avrai già tutto pronto e potrai risparmiare tempo prezioso.

Un altro consiglio è quello di sperimentare con nuove ricette e metodi di cottura utilizzando la friggitrice ad aria. Non limitarti ai soliti piatti: cerca ispirazione online, su libri di cucina o dai tuoi amici e familiari. Prova a preparare piatti salati come patatine fritte, pollo croccante o verdure grigliate, ma non dimenticare di esplorare anche le opzioni dolci, come biscotti, torte e dolci al forno.

Incorporare la friggitrice ad aria nella tua routine quotidiana non significa limitarsi solo ai pasti principali. Puoi utilizzarla anche per preparare spuntini salutari e deliziosi, come patatine di carote o bastoncini di mela, che sono perfetti per una pausa pomeridiana o come accompagnamento per un pasto leggero.

Infine, ricorda di dedicare del tempo alla pulizia e alla manutenzione regolari della tua friggitrice ad aria. Una friggitrice pulita funzionerà in modo più efficiente e ti garantirà risultati migliori. Dopo ogni utilizzo, rimuovi eventuali residui di cibo e grasso e lava il cestello e gli accessori con acqua calda e sapone.

Integrare la friggitrice ad aria nella tua routine quotidiana può trasformare la tua esperienza in cucina, rendendo la preparazione dei pasti più semplice, creativa e gratificante. Con un po' di pianificazione, sperimentazione e cura, puoi godere dei numerosi benefici offerti da questo versatile strumento culinario e migliorare la tua esperienza culinaria complessiva.

Conclusione

Nella conclusione del nostro viaggio attraverso la cucina con la friggitrice ad aria, possiamo riflettere sui numerosi vantaggi che abbiamo scoperto lungo il cammino e incoraggiare una continua sperimentazione e l'adozione di abitudini alimentari più sane. Durante questo viaggio, abbiamo esplorato i molteplici modi in cui la friggitrice ad aria può trasformare la nostra esperienza culinaria, offrendoci la possibilità di gustare cibi croccanti e deliziosi senza l'aggiunta eccessiva di grassi e calorie. Abbiamo scoperto come questo versatile strumento possa essere utilizzato per preparare una vasta gamma di piatti, dalle verdure grigliate ai dolci al forno, offrendo infinite possibilità per sperimentare con nuove ricette e sapori.

Uno dei principali vantaggi della cucina con la friggitrice ad aria è la capacità di ridurre notevolmente l'assunzione di grassi saturi e calorie rispetto alla frittura tradizionale, senza compromettere il gusto o la consistenza dei cibi. Questo rende la friggitrice ad aria una scelta ideale per coloro che cercano di mantenere uno stile di vita sano e bilanciato, senza rinunciare al piacere culinario.

Inoltre, abbiamo visto come la friggitrice ad aria possa essere facilmente integrata nella nostra routine quotidiana, risparmiandoci tempo e sforzi in cucina. Con un po' di pianificazione e creatività, possiamo preparare pasti gustosi e nutrienti in poco tempo, garantendo che la nostra alimentazione sia sempre all'altezza delle nostre aspettative.

Infine, vorremmo incoraggiare tutti i lettori a continuare a sperimentare con la friggitrice ad aria e ad adottare abitudini alimentari più sane. Sperimenta con nuove ricette, ingredienti e tecniche di cottura, e non avere paura di uscire dalla tua zona di comfort culinaria. Con un po' di creatività e impegno, puoi trasformare la tua cucina in un laboratorio culinario pieno di scoperte e soddisfazioni.

Che tu sia un cuoco esperto o un principiante in cucina, la friggitrice ad aria offre infinite possibilità per esplorare nuovi sapori, sperimentare con nuove ricette e migliorare la tua esperienza culinaria complessiva. Quindi prendi la tua friggitrice ad aria, mettiti all'opera e goditi il viaggio verso una cucina più sana e appagante. Buon appetito!

FRIGGITRICE AD ARIA
CUCINARE CON UN
OCCHIO ALLA SALUTE

Copyright ©2024 Alexander Cookwell
Tutti i diritti riservati.

Le informazioni presentate all'interno del libro sono fornite esclusivamente a scopo informativo generale. Nonostante l'autore e l'editore abbiano fatto ogni sforzo per garantire l'accuratezza e la completezza del contenuto, è fondamentale comprendere che queste informazioni non devono essere considerate come consigli medici né come sostituti di consulenze mediche professionali, diagnosi o trattamenti. Si consiglia vivamente ai lettori di consultare un professionista sanitario qualificato prima di apportare modifiche significative alla propria dieta, stile di vita o pratiche di salute. Questo vale soprattutto se si è affetti da condizioni mediche preesistenti, se si è in stato di gravidanza o allattamento, o se si stanno assumendo farmaci. L'autore e l'editore declinano ogni responsabilità per eventuali effetti negativi, conseguenze o danni derivanti dall'uso delle informazioni contenute nel libro. Le strategie e le raccomandazioni fornite potrebbero non essere adatte a tutte le persone, e i risultati individuali possono variare. È essenziale affrontare qualsiasi cambiamento nella dieta o nello stile di vita con prudenza e sotto la supervisione di un professionista sanitario qualificato. Va tenuto presente che il contenuto del libro si basa su ricerche e esperienze dell'autore fino alla data di pubblicazione. Poiché il campo della scienza della nutrizione e della salute è in costante evoluzione, si incoraggia vivamente i lettori a rimanere informati sulle ultime ricerche e a consultare gli operatori sanitari per prendere decisioni informate sulla propria salute e benessere. Leggendo il libro, l'utente riconosce e accetta l'esclusione di responsabilità sopra citata e assume la piena responsabilità delle proprie scelte e azioni in materia di salute.